DR Jean MEIRIEU

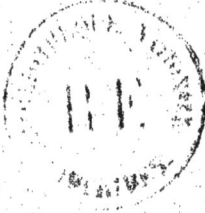

DES ÉRAFLURES

ET DES

CONTUSIONS DE L'ESTOMAC

PAR ARMES A FEU

IMPRIMERIE DELORD-BOEHM ET MARTIAL

DES ÉRAFLURES

ET DES

CONTUSIONS DE L'ESTOMAC

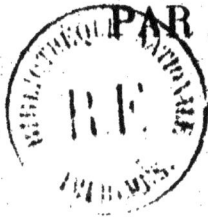

PAR ARMES A FEU

PAR

Jean MEIRIEU

DOCTEUR EN MÉDECINE.

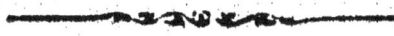

———

MONTPELLIER
IMPRIMERIE DELORD-BOEHM ET MARTIAL
Éditeurs du « Montpellier Médical »
—
1904

A LA MÉMOIRE DE MON PÈRE

A MA MÈRE

J. Meirieu.

A MON PRÉSIDENT DE THÈSE

MONSIEUR LE PROFESSEUR FORGUE

J. MEIRIEU,

A MONSIEUR LE PROFESSEUR-AGRÉGÉ JEANBRAU

MEIS ET AMICIS

J. MEIRIEU.

AVANT-PROPOS

Avant de commencer ce modeste travail, nous sommes très heureux de témoigner à nos Maîtres de la Faculté de Montpellier toute la reconnaissance que nous leur devons.

Nous remercions en particulier M le professeur Forgue, du grand honneur qu'il nous a fait en acceptant la présidence de notre thèse.

M. le professeur agrégé Jeanbrau nous a toujours donné les preuves de la plus cordiale amitié et s'est toujours montré pour nous le guide sûr et dévoué pendant le cours de nos études. Tout notre désir est de conserver longtemps une amitié dont nous sommes si fier.

Nous garderons toujours le meilleur souvenir des deux années environ passées comme interne à l'Hôtel-Dieu de Nimes, des sages conseils et des excellentes leçons que nous y avons reçus des docteurs de Parades, Dubujadoux, Gauch, Reboul, Lafon, Gilis et Olivier de Sardan.

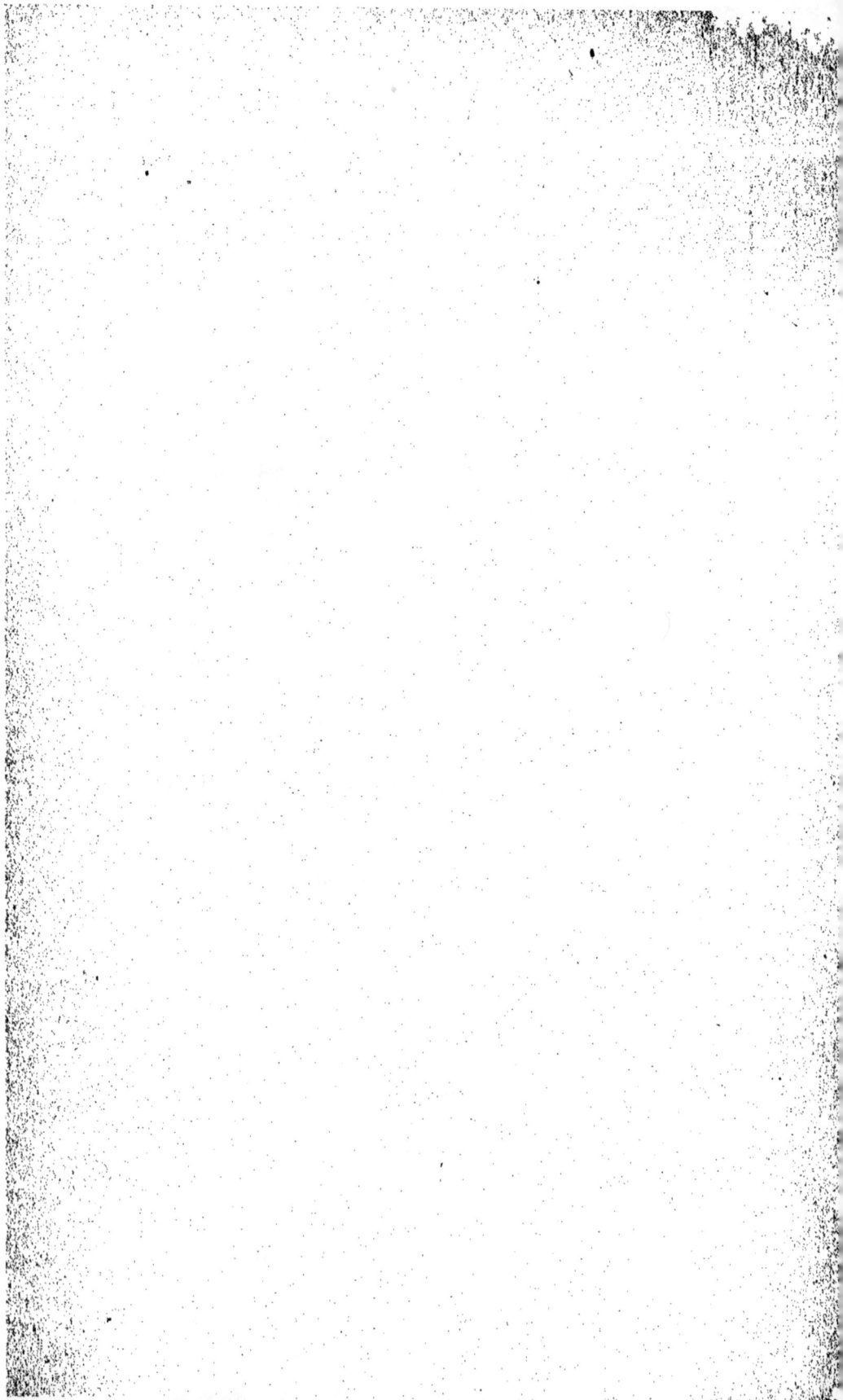

DES ÉRAFLURES

ET DES

CONTUSIONS DE L'ESTOMAC

PAR ARMES A FEU

INTRODUCTION

Sur le conseil de notre éminent Maître, M. le professeur Forgue, nous avons choisi comme sujet de thèse inaugurale les éraflures et les contusions de l'estomac par armes à feu.

Il y a peu de temps encore, ces lésions n'avaient pas attiré l'attention des chirurgiens, qui pensaient qu'un projectile ne produisait, en fait de lésions graves, que des perforations. Notre Maître, M. le professeur Forgue, fit, en 1901, une laparotomie pour un coup de feu de l'épigastre, et son blessé succomba le troisième jour dans des conditions tout à fait inattendues : la balle avait produit par contusion un ulcère gastrique qui s'était digéré par la suite et avait tué le malade par hémorragie. Ce cas malheureux, malgré les conditions particulièrement favorables dans lesquelles l'opération avait été faite, donna à MM. Forgue et Jeanbrau l'occasion de reprendre la question des coups de feu de l'estomac dans un mémoire paru en 1903 dans la *Revue de Chirurgie*. L'examen de nombreuses observations permit à nos maîtres d'établir une classification nouvelle des lésions produites sur les viscères creux par les projectiles : les perforations, les éraflures, les contusions. Ils montrèrent que ces deux dernières lésions n'étaient bénignes qu'en apparence et pouvaient parfaitement tuer, comme une perforation. La même thérapeutique leur était donc applicable.

A vrai dire, la tâche nous a été facile : MM. Forgue et Jeanbrau ont, en effet, publié en 1903, dans la *Revue de Chirurgie*, une étude remarquable où la question est mise au point avec une conscience de documentation, une méthode et une clarté d'exposition auxquelles M. Delorme rendait tout dernièrement hommage, à l'Académie de Médecine.

MM. Forgue et Jeanbrau ont bien voulu nous permettre de suivre de très près leur mémoire, et nous ont fait l'honneur de nous confier quelques-unes des planches qui illustrent leur travail. Notre thèse n'est donc que le reflet, aussi fidèle que possible, des idées de nos Maîtres. Mais, si elle n'a d'autre mérite que d'exposer des données à l'abri de toute critique parce qu'elles ont été formulées après scrupuleux examen de chaque cas, notre thèse aura cependant aux yeux de nos juges la signification d'une œuvre personnelle. C'est nous qui avons, en effet, traduit la plupart des observations de langue anglaise qui ont servi à nos Maîtres pour écrire leur mémoire. Parmi les observations qu'ils ont résumées en tableaux à la fin de leur mémoire, nous avons cru intéressant d'en reproduire quelques-unes *in extenso*: en particulier, nous avons donné celle de M. le médecin principal Dubujadoux, qui l'avait communiquée à la Société de chirurgie, où elle avait été brièvement résumée.

CHAPITRE PREMIER
LES ÉRAFLURES DE L'ESTOMAC PAR ARMES A FEU

ANATOMIE PATHOLOGIQUE ET ÉVOLUTION SPONTANÉE

Un projectile pénétrant dans l'hypocondre gauche, l'épigastre ou la région sus-ombilicale, peut, suivant sa direction, perforer de part en part l'estomac et se perdre dans la masse commune, sans avoir blessé d'autre organe, ou déterminer des lésions polyviscérales.

La première éventualité est exceptionnelle : comme l'ont montré MM. Forgue et Jeanbrau dans le tableau suivant, l'estomac n'est blessé isolément que dans un quart des cas environ. Presque toujours, il y a coexistence de lésions des organes ou des vaisseaux qui entourent l'estomac.

Lésions associées dans les coups de feu de l'estomac
(FORGUE ET JEANBRAU)

FOIE	INTESTIN GRÊLE	CÔLON	RATE	PANCRÉAS	REIN GAUCHE	POUMON	VAISSEAUX
Foie et intestin grêle.	7 cas.	2 cas.	5 cas.	3 cas.	Rein et côlon.	Poumon.	Aorte et foie.
Foie et aorte.	3 cas grêle et côlon.	3 iléon et côlon.	Rate et pancréas.	Pancréas, rein, iléon.	Rein, iléon, pancréas.	Poumon, foie et rate.	Aorte, foie et rate.
Foie et pancréas.	Intestin grêle et foie.	Côlon et rein gauche.	Rate et rein.	Pancréas et foie.	Rein, foie, aorte.	Poumon, côlon et pancréas.	Artère et veine mésentérique sup.
Foie, aorte, rein.	Iléon, rein, pancréas.	Côlon, poumon, pancréas.	Rate, foie, poumon.	Pancréas et rein.	Rein, foie, iléon.		Artère mésentérique supérieure.
Foie, rein, iléon.	Iléon, foie, rein.			Pancréas et rate.	Rein et pancréas.		
Artère et veine mésentériques sup.				Pancréas, poumon, côlon.	Rein et œsophage.		
Foie, poumon, rate.					Rein et rate.		

Mais, en pénétrant dans l'abdomen, le projectile peut blesser l'estomac de plusieurs façons, selon la direction suivie dans le ventre, selon l'angle d'incidence suivant lequel il a pénétré dans l'abdomen, selon le calibre du projectile. Comme nous l'avons dit, MM. Forgue et Jeanbrau ont distingué trois ordres de lésions produites sur les viscères creux par les projectiles : les perforations, les éraflures, les contusions.

La perforation est évidemment la lésion banale : sur 112 observations suivies d'intervention chirurgicale ou d'autopsie, 64 fois l'estomac était traversé de part en part, 13 fois il n'y avait qu'une seule perforation : 77 perforations sur 112 cas.

Nous laisserons de côté les perforations, caractérisées par une perte de substance circulaire, à bords contus et quelquefois déchiquetés, qui permet au contenu de l'estomac de s'épandre dans le péritoine. Nous étudierons seulement les lésions produites par des projectiles ayant éraflé ou contusionné l'estomac.

Les éraflures se produisent très rarement au niveau de la face antérieure ou de la face postérieure de l'estomac : il faudrait pour cela que le projectile soit entré dans l'abdomen par la région latérale et qu'il ait suivi une direction transversale ; ou bien qu'il ait suivi une direction très oblique après être entré dans une des fosses iliaques. Or, la plupart des coups de feu de l'estomac sont des tentatives de suicide ou des meurtres. Le projectile a donc pénétré en plein ventre. Il perfore l'estomac, dont « l'aire de vulnérabilité », comme l'ont montré MM. Forgue et Jeanbrau, est considérable : si l'on jette les yeux sur la figure 9 de leur mémoire, on voit, en effet, que sur une coupe sagittale du corps passant à égale distance de la ligne parasternale et de la ligne mamillaire, l'estomac représente le cinquième environ de la surface de coupe de tout le tronc !

C'est seulement lorsque le projectile frappe l'estomac au niveau de ses bords, de la grande ou de la petite courbure, qu'il a des chances de produire, au lieu d'une perforation complète, une simple *éraflure*. Suivant une direction tangente à l'organe qui, n'étant pas frappé de champ, fuit probablement sous le frôlement rapide du projectile, la balle « rabote » la paroi gastrique ; elle enlève non plus un disque de paroi stomacale, mais un copeau d'épaisseur et de dimension variables. Le copeau comprend le péritoine et la tunique musculaire. La perte de substance est d'ailleurs suffisante pour être l'origine d'une hémorragie abondante, et surtout, si elle a été faite en un point où une artère cheminait sur l'organe. Les courbures sont les pédicules vasculaires de l'estomac : les coups de feu qui les atteignent exposent donc beaucoup plus aux hémorragies. Et, comme lorsque l'estomac se dilate, les courbures se déplissent et s'étalent, il est naturel de penser que l'hématose spontanée doive être difficile.

Nous allons rapporter les 4 cas d'éraflures que MM. Forgue et Jeanbrau ont réunis et brièvement résumés dans leurs tableaux. Ils ont été publiés par Meyer, Dubujadoux, Peyrot et Roberts. En voici d'abord le résumé. Dans le cas de Meyer la laparotomie permit de reconnaître simplement une « abrasion superficielle de la face postérieure de l'estomac ». La mort survint quinze jours après. L'autopsie ne décela pas d'autres lésions. M. Dubujadoux trouva, à 6 centimètres au-dessous du cardia, une « plaie en écharpe qui avait éraflé la muqueuse ». La balle s'était enfoncée dans le foie, qui saignait abondamment. Le troisième fait appartient à M. Peyrot : après splénectomie, nécessitée par une perforation de la rate avec déchirure de plusieurs gros vaisseaux du hile, M. Peyrot découvrit sur la grande courbure de l'estomac un sillon non pénétrant, long de deux centimètres. Il le sutura

« dans la crainte que, à son niveau, la paroi ne se sphacèle ». Quant au dernier cas, tout récent, il est dû à Roberts : une femme de 40 ans se tire un coup de revolver dans le sixième espace intercostal gauche ; pendant les premières heures, aucun symptôme inquiétant. Pas d'intervention. Mort trente-deux heures après. A l'autopsie, « petite plaie non perforante » du cardia et perforation du rein gauche.

OBSERVATION DE M. LE MÉDECIN PRINCIPAL DUBUJADOUX

(Résumée dans le *Bulletin de la Société de chirurgie*. — Communiquée *in extenso* par M. DUBUJADOUX à MM. FORGUE et JEANBRAU)

Plaie de l'estomac et plaie du foie par coup de feu. — Hémorragie interne. Laparotomie. — Guérison.

Le 17 février 1898, à deux heures du soir, est hospitalisée la fille B. M., âgée de 22 ans, qui, vers midi et demie, presqu'aussitôt après le repas, s'est tiré un coup de revolver de gros calibre. Bien entendu, son entourage lui a fait avaler la plupart des cordiaux usités. Quelques vomissements se sont produits, et dans l'un de ces vomissements, on a cru reconnaître la présence du sang.

En mon absence (j'avais dû faire le voyage d'Alger), ce sont mes camarades Petit et Tournier qui examinent d'abord la patiente, et, la trouvant froide, décolorée, avec un pouls rapide, petit, fuyant, difficile à compter, font aussitôt une injection de 1.500 cc. d'eau salée à 7 ‰.

Je vois la malade à 8 heures du soir, face pâle, pouls à 120, petit, mais net, douleur vive à l'estomac, soif intense et depuis 4 heures, deux vomissements non bilieux.

La plaie d'entrée siège entre les 9e et 10e côtes, sur une verticale qui longe le bord externe du sein gauche, de forme ronde, large de 0,01 ; elle a ses bords nets, noirâtres, légèrement déprimés vers l'intérieur ; une traînée brunâtre, de même longueur, la précède à gauche ; il n'existe pas d'orifice de sortie.

Selon M. Tournier, un stylet, introduit dans la plaie, s'enfonce, très oblique, d'avant en arrière et dans un plan transversal.

La région stomacale, tympanique, tendue, très douloureuse spontanément, est aussi très sensible à la pression ; pas de ballonnement du ventre, qui reste assez souple, aucune zone de matité, médiane ou latérale, pas de hoquet. T. 37°.

J'estime qu'il y a hémorragie interne et très probablement perforation de l'estomac. Une intervention s'impose.

Laparotomie neuf heures après l'accident. — A 9 heures du soir, neuf heures après l'accident, nous entamons la laparotomie avec l'assistance de nos camarades Petit, Tournier, Batut.

Incision médiane de l'épigastre à l'ombilic ; dès que le péritoine est ouvert, il vient sourdre une assez grande quantité de sang noir ; l'estomac, dilaté, s'engage dans la plaie.

Nous l'attirons à nous et rencontrons bientôt sur la face antérieure, à peu près à deux travers de doigt à droite du plan œsophagien et 0.06 au-dessous du cardia, une perforation ou mieux une plaie de la paroi stomacale ovoïde, haute de 0,01, longue de 0,015. Il n'y a point, en effet, perte complète de substance ; les lèvres de la plaie sont reliées par une membrane mince, noire, criblée de gros trous. Le projectile, passant en écharpe, a donc déchiré la couche musculaire et maltraité la muqueuse.

Pas d'autre plaie stomacale à la face antérieure. Nous comprimons légèrement l'organe pour le vider de ses gaz et le rendre plus maniable ; après quoi nous réunissons la plaie par deux rangs de suture à la Lembert. Quoique la lésion soit déjà élevée, la suture, passée à l'aide d'une aiguille de couturière n° 8, armée d'une soie très fine, s'obtient sans difficulté.

L'estomac contient très peu de matières, aucun corps étranger.

Mais déjà, du contact tangentiel de la balle, on peut conclure que le projectile, continuant son chemin, s'est dirigé vers la face inférieure du foie.

Repoussant donc l'estomac dans le ventre et vers la gauche de l'opérée, nous faisons à mi-chemin, de l'épigastre à l'ombilic, une incision transversale longue de 0,10. Nous passons à dessein la technique de propreté opératoire.

A peine avons-nous abaissé le côlon que nous nous trouvons devant une marée sanglante qui monte rapide et se renouvelle sans trève.

Nous avons juste le temps d'apercevoir le duodénum intact. Nous plongeons la main et explorons de l'index toute la face inférieure du foie.

Loin, en arrière, entre le lobe de Spigel et le bord gauche, nous tombons sur une déchirure de la glande. Ce qu'elle est, nous ne l'analysons point : mais, en hâte, de la main gauche, armée d'une pince et sur l'index en place, nous poussons une longue et grosse mèche de gaze aseptique, dont le pied s'appuie contre la brèche hépatique, et dont l'autre extrémité sort par l'angle externe de la plaie transversale. Nous nous sentons tous gagnés par la crainte de voir notre patiente succomber là, et je fais diligence pour refermer l'abdomen.

Suture au catgut, en surjet, du péritoine. L'aponévrose, les muscles, la peau, sont réunis à la soie.

Suites opératoires. — Pendant que s'achève le pansement, injection veineuse de 400 cc. de sérum salé ; injection sous-cutanée de 2 grammes d'éther et de 0,25 de caféine. Pouls, 136, petit, net.

La malade, transportée dans son lit, se réveille presqu'aussitôt; elle parle, la voix est bonne. L'opération a duré trois quarts d'heure. Chloroformisation régulière, sans incident.

18 février. — Pouls, 140, facile à compter. R., 45; l'inspiration se fait avec un certain effort. Langue humide, peu saburrale, faciès pâle, non abdominal. Ventre peu douloureux; l'opérée se plaint seulement d'une forte constriction au niveau de l'estomac, pas d'urine.

Matin et soir, nous pratiquons une injection veineuse de sérum salé de 1,500 cc., et le soir nous accordons une cuillerée de champagne coupé d'eau, toutes les heures.

La malade fait si bien par ses instances la nuit, que sa mère lui donne beaucoup plus de boisson que nous n'avions prescrit: la bouteille de champagne est à peu près vidée, sans autre inconvénient, d'ailleurs, que deux vomissements bilieux, jaunâtres.

Une grande quantité de liquide s'est écoulée le long du drain au premier et au second jour: d'abord du sang pur, puis de la sérosité sanglante; l'écoulement est arrêté le 20 février.

Garde-robe le 21, à la suite d'un lavement huileux. Les urines augmentent.

22. On cesse l'emploi du sérum salé, dont on a injecté, au total, 16 litres en onze fois.

Aucun symptôme abdominal. La malade devient même gaie.

1er pansement le 22 février. Nous découvrons le ventre, qui est souple, plat, les dessous du pansement sont imbibés de sang desséché. Nous enlevons le drain, qui adhère très fort, par un mouvement en tire-bouchon, il s'écoule peu de sang à la suite, pas trace de pus de ce côté; en

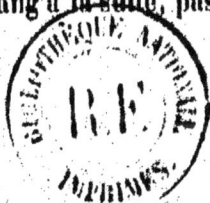

J. 2

revanche, nous voyons sourdre une gouttelette purulente de l'extrémité inférieure de la suture verticale. Nous prolégeons d'abord la plaie du drain par un pansement ouaté collodionné et nous ouvrons ensuite la plaie verticale. Le pus ne dépasse pas le tube cellulaire et la moitié inférieure de l'incision.

23 février. Dans la journée, point de côté sous le sein gauche, dyspnée. Son normal sous la clavicule droite, skodique sous la clavicule gauche; en arrière à gauche, signes d'épanchement de la base à l'angle de l'omoplate.

Le 24 et le 25, aucune modification des symptômes, nuits agitées, pouls entre 120 — 126, dyspnée, respiration de 40 à 45, peu de toux; le point de côté sous le mamelon gauche ne varie guère. Le cœur n'est pas déplacé, l'espace de Traube reste sonore. 3 selles par jour. Température, 40° .

Le 25 février. Ponction avec la seringue de Pravaz, rien dans le 8ᵉ espace, et du 7ᵉ on retire de la sérosité légèrement teintée de sang.

Aucun symptôme du côté du foie ou de l'abdomen ; en vingt-quatre heures, un litre d'urine albumineuse.

26 février. Apparition d'un point de côté à droite. Sensibilité à la pression dans le 8ᵉ espace, sur la ligne axillaire, pas de voussure ni d'œdème de la paroi. Des deux côtés maintenant il y a épanchement pleural.

3 mars. Sans frisson, la température, diminuée les jours précédents, remonte à 40°,4, et le point de côté s'exacerbe à droite.

Matité hépatique normale; par derrière la matité empiète sur l'omoplate. Cœur tumultueux. Dyspnée. Pouls = 132. Respiration = 33.

Trois ponctions exploratrices sont faites à droite, deux en plein foie, profondes, et qui ne donnent rien ; une dans la cavité thoracique et qui ramène de la sérosité semblable à celle que nous avons retirée de la plèvre gauche.

Les jours suivants se ressemblent à peu près. Pouls, 132. Respiration, 38, 40 et même 50. Point de côté, toujours très pénible dans le huitième espace intercostal droit ; le skodisme, diminué à gauche, demeure marqué à droite. Le moindre mouvement provoque de l'anhélation. Diarrhée, 3 à 4 selles par jour, ventre plat et indolent.

Souffle et matité aux deux bases pulmonaires, et à droite, par dessus la zone soufflante, une bande assez étroite où s'entendent des râles sous-crépitants fins. La température se maintient élevée.

7. Quelques crachats sanglants, vitreux.

10. Diarrhée moindre ; le point de côté a disparu ; l'essoufflement reste ; amaigrissement considérable, surtout marqué aux membres et à la poitrine Dès le 22 février, (5⁰ jour), on avait remarqué un œdème qui, apparu d'abord aux paupières, envahissait les mains et les pieds ; cet œdème a disparu.

La branche horizontale de notre incision abdominale s'est cicatrisée de suite sans pus, elle montre une cicatrice linéaire, très légèrement élargie au niveau du drain ; la branche verticale se cicatrise par bourgeons, un petit trajet fistuleux persiste au point de croisement des deux incisions.

L'état général s'améliore ensuite, et l'essoufflement s'atténue peu à peu ; il a disparu le 30 mars.

8 avril. — Les joues se colorent, il y a bien des écarts de température entre le matin et le soir ; mais le thermomètre ne dépasse plus 38°. La plaie verticale est, à son tour, cicatrisée, sauf au niveau du point fistuleux.

Nous décidons enfin la malade à laisser inciser le trajet, ce que nous faisons après une piqûre de cocaïne, et nous trouvons un fil de soie. La nouvelle plaie est cicatrisée le 17 avril.

Premier lever, au soixantième jour. Sortie le 30 avril, soixante-douzième jour.

B..., est encore très maigre, son teint est moins pâle; elle est essoufflée si elle veut marcher rapidement. Aucun signe pulmonaire. Appétit bon. Digestions régulières.

Des deux incisions, l'horizontale est toujours linéaire, la verticale est large de 0,006, déprimée en son centre. Ligne blanche résistante, aucune trace d'éventration.

Nous avons pu suivre notre opérée jusqu'en 1900, elle est devenue florissante de santé, fait la débauche comme auparavant, n'a jamais accusé le moindre trouble du côté du foie ou de l'estomac. Pas d'éventration.

Observation de Roberts

(résumée)

Philadelphie Medical Journal, 12 octobre 1901, p. 603

Femme de 40 ans, se tire un coup de feu au-dessous du sein gauche.

Très peu de shock. Pouls 48. T. = 36. Pas de signe d'hémothorax ni de pneumothorax.

Pas d'hématurie, mais l'examen microscopique décèle des globules rouges dans l'urine.

Glace sur le ventre. Opium. Pas d'intervention chirurgicale. La blessée meurt 6 heures après.

Autopsie. — La balle est entrée dans le sixième espace intercostal, à travers le diaphragme ; les poumons sont intacts.

La cavité péritonéale contient une grande quantité de sang et de caillots. Intestin, foie, rate, intacts.

L'estomac présente une blessure près du cardia qui a près d'un doigt de largeur, mais qui n'a pas ouvert la cavité stomacale. Des caillots se sont accumulés dans un espace limité par l'estomac, la rate et le rein gauche. La balle a traversé le rein gauche d'avant en arrière, à la jonction de la portion corticale et de la portion médullaire. On découvre le projectile dans les muscles de la masse commune, à un doigt en dehors et à gauche de la ligne épineuse, à la hauteur de la première lombaire.

L'auteur ajoute : la mort est apparemment due à la blessure du rein.

Il est probable que la blessure du rein est sans importance.

Observation de M. Peyrot
(*Bulletin de la Société de Chirurgie*, 1895, p. 721)
Plaie pénétrante de l'abdomen par balle de revolver. — Blessure de la rate.
— Sillon sur l'estomac — Splénectomie

Homme de 28 ans, coiffeur, reçoit cinq balles de revolver, dont l'une lui fracture le crâne au-dessus de l'arcade sourcilière gauche, et une autre pénètre dans l'abdomen. Cette dernière a pénétré dans le flanc gauche, sur la ligne axillaire, à égale distance du rebord costal et de la crête iliaque.

Apporté à l'hôpital dans un demi-collapsus, on lui fait des injections d'éther et de morphine, et on applique de la glace sur le ventre.

Laparotomie dix heures et demie après la blessure. Incision latérale au dehors du muscle grand droit. Le péritoine ouvert, il s'écoule du sang et des caillots en abondance. Cet épanchement occupe la fosse lombaire ainsi que tout le flanc gauche et a fusé jusque dans le bassin. Plaie longue de trois centimètres sur la partie inférieure de la face externe de la rate. En attirant celle-ci en bas, on sent une déchirure très nette au niveau du hile.

On ajoute une incision transversale à l'incision verticale ; cette incision transversale arrive sur l'orifice d'entrée de la balle. Ceci fait, la rate peut être amenée au dehors.

On reconnaît alors qu'elle a été traversée de bas en haut et de dehors en dedans par le projectile, qui est sorti au niveau du hile, en déchirant plusieurs branches artérielles et veineuses importantes. Ligature du pédicule splénique et ablation de la rate.

On aperçoit alors, à travers un large orifice péritonéal qui donne accès dans l'arrière-cavité des épiploons, la partie inférieure de la grande courbure de l'estomac. *Le projectile a tracé sur elle un sillon long de deux centimètres.* On cherche vainement au niveau de ce sillon un orifice de pénétration. Néanmoins, dans la crainte de voir la paroi stomacale se sphacéler à ce niveau, on recouvre cette sorte d'éraflure avec le péritoine, par six points de Lembert. Suture de la paroi abdominale avec drainage.

Le blessé meurt deux jours après. A l'autopsie, ni hémorragie, ni péritonite. M. Peyrot pense qu'il est mort de septicémie suraiguë.

Ces observations montrent que les éraflures offrent moins de danger par elles-mêmes que les perforations ; mais, comme on le voit et à cause du trajet de la balle qui les a produites en rasant le contour de l'estomac, elles sont rarement isolées. Plus encore que lorsque le projectile a pénétré dans la cavité gastrique en suivant une direction antéro-postérieure ou légèrement oblique, il y a à craindre des lésions de la rate, du foie, de l'intestin. L'éraflure stomacale est évidemment, comme le dit Roberts, une lésion sans importance à côté de la lésion hépatique ou splénique qui peut tuer le blessé par hémorragie, à côté de la perforation du côlon qui allumera la péritonite.

Mais, surtout au niveau de la petite courbure, l'éraflure peut s'accompagner de blessure vasculaire et être l'origine d'une hémorragie sérieuse.

Quelle est l'évolution spontanée de ces *éraflures*, lorsqu'elles sont abandonnées à elles-mêmes, lorsque la suture n'a pas été faite ?

Il est facile de comprendre le mécanisme de la guérison spontanée.

Si l'éraflure siège sur la face antérieure de l'estomac, l'épiploon, dont la « mobilité défensive » est bien connue, viendra s'appliquer sur la surface saignante et la tapisser. L'adhérence, d'abord molle et friable, s'organisera rapidement et la guérison sera définitive en une dizaine de jours. — Lorsque l'enflure siège très haut, ou s'est produite sur la petite courbure, dans des points où le tablier épiploïque ne peut venir facilement la recouvrir, l'estomac doit adhérer à l'organe voisin — foie, rate, diaphragme. Une cicatrice s'organise sous l'adhérence viscérale, qui demeure le seul témoin de l'accident.

Il n'y a donc, dans le cas idéal d'un projectile qui érafle isolément l'estomac, sans blesser ni le foie, ni la rate, ni l'intestin, ni un vaisseau, pas à craindre d'accident immédiat grave.

L'estomac n'étant pas ouvert, son contenu ne peut s'écouler dans le ventre et inoculer le péritoine. Mais cela ne veut pas dire qu'il faille, au cours d'une laparotomie, négliger ces éraflures. Il faut, au contraire, non seulement redoubler d'attention pour ne pas méconnaître une lésion viscérale de voisinage, mais encore soigneusement enfouir la zone cruente de la paroi gastrique sous un double plan de sutures, comme s'il s'agissait d'une perforation. En effet, l'éraflure constitue un point de moindre résistance, surtout si elle est profonde et si la paroi est réduite à la muqueuse et à la sous-muqueuse. Il est permis de supposer que, à son niveau, le suc gastrique peut digérer la muqueuse ; si l'escarre tombe avant que de solides adhérences se soient formées, le contenu de l'estomac s'épanchera dans le ventre. Henri Hartmann a rapporté un cas de ce genre fort instructif à la Société de chirurgie (7 mars 1900) : il s'agissait, dit M. Hartmann, d'une femme qui avait reçu un coup de revolver au niveau de l'hypocondre gauche, et que l'on amena à Bichat dans un état grave. Il y avait des symptômes d'hémorragie interne abondante. « Deux heures après l'accident, je fis la laparotomie et trouvai la rate perforée de part en part. Je fis la splénectomie. La malade alla d'abord très bien. Au cinquième jour, elle eut brusquement des signes de péritonite par perforation ; celle-ci se localisa, et, au bout de quelques jours, j'ouvris un foyer enkysté, et trouvai du liquide stomacal mêlé au pus. *Il y avait eu probablement chute tardive d'une escarre*, dit M. Hartmann. » La malade finit par guérir. L'hypothèse faite par ce distingué chirurgien est très vraisemblable. On ne comprendrait guère, si le projectile avait perforé l'estomac, que M. Hartmann n'ait pas trouvé de perforation au cours de la laparotomie et de l'exploration de l'hypocondre gauche, qui fut d'autant plus aisée, qu'il enleva la rate ; de plus, ce n'est pas le cinquième jour que les phénomènes de péritonite seraient apparus, mais immédiatement après la laparotomie.

CHAPITRE II

LES CONTUSIONS DE L'ESTOMAC PAR COUP DE FEU

Pathogénie, Anatomie pathologique, Évolution

Un projectile peut contusionner l'estomac sans le perforer. La zone contuse est, il est vrai, très limitée ; les plus gros projectiles d'armes portatives ne dépassent pas onze millim. de diamètre, la zone contuse ne peut guère avoir que les dimensions d'une pièce de 50 centimes. Cette plaie contuse saigne peu ou pas, comme cela a lieu en général toutes les fois que les tissus ont été écrasés et qu'il n'y a pas eu section nette. Dans un organe comme le foie, la rate, le rein et même la vésicule biliaire ou la vessie, une contusion aussi limitée n'aurait donc probablement pas de conséquences fâcheuses. Mais il n'en est pas de même au niveau de l'estomac : cet organe qui, à l'état normal, est baigné intérieurement par le suc gastrique sans le moindre inconvénient, se digère lui-même aux points où sa paroi est altérée, lorsqu'une cause quelconque a déterminé une zone d'ischémie temporaire. L'ulcère de Cruveilhier en est un exemple banal. La circulation étant arrêtée dans un territoire donné, successivement la muqueuse, la sous-muqueuse, la musculeuse se nécrosent et se digèrent jusqu'au jour où la perforation survient par amincissement progressif de la paroi gastrique. On sait que le même fait se produit pour le duodénum.

Depuis longtemps on connaît les ulcères de l'estomac par contusion sur l'épigastre : un individu reçoit un coup de poing sur la région épigastrique ; il a une hématémèse, quelque temps après et à l'autopsie, on trouve un ulcère siégeant sur la paroi antérieure de l'estomac, au niveau du point frappé. Dumény, dans sa thèse de 1903, en a réuni les cas publiés les plus probants.

Il en est de même, MM. Forgue et Jeanbrau l'ont démontré à l'aide d'observations cliniques appuyées sur des autopsies, pour les contusions par armes à feu. Une balle peut tuer aussi sûrement en produisant sur l'estomac une simple contusion que si elle avait perforé l'organe de part en part.

Nous allons étudier successivement :

1° les conditions nécessaires pour que le projectile ne produise qu'une simple contusion ;

2° Les deux variétés de contusion avec leur évolution spontanée.

1° Conditions nécessaires pour que le projectile ne produise qu'une contusion.

Le revolver civil, l'arme passionnelle par excellence, est aussi l'instrument choisi habituellement par les suicidés.

Or, on sait que la portée des revolvers « civils » est faible. Leurs cartouches sont chargées avec de la poudre ordinaire, qui fait plus de bruit que d'effet. Les balles sont cylindriques, en plomb, non cuirassées comme les balles à manteau des revolvers de guerre actuels, donc peu dangereuses. Hormis les blessés de guerre, il s'agit presque toujours de personnes qui se sont tiré un coup de revolver en appuyant le canon de l'arme « dans la région du cœur ». Dans les rixes, en cas d'attaque ou de légitime défense, le coup a été tiré à 50 centimètres, à un ou deux mètres au plus. Or, une balle tirée à bout portant a une force de pénétration moins grande que lorsqu'elle a déjà fait un certain trajet, parce que la détente totale du gaz entre le moment de l'explosion et la sortie du projectile de l'arme n'est complète qu'après un certain trajet.

Il ne faut donc pas s'étonner que bien souvent le projectile s'arrête dans le corps, et vienne se perdre dans les masses musculaires. D'autant plus que dans les accidents (les suicidés prenant la précaution de défaire leurs vêtements), le projectile épuise une grande partie de sa force vive à perforer les vêtements, la chemise empesée, la paroi abdominale, avant de pénétrer dans le péritoine.

Malgré cela, la balle traverse le plus souvent l'estomac de part en part, et on doit compter, quand on fait une laparotomie, qu'il existe un orifice d'entrée et un orifice de sortie. Mais la double perforation n'est cependant pas fatale. Dans le cas d'Auvray, dans le cas de M. le professeur Forgue, le projectile était tombé dans la cavité gastrique après avoir contusionné la paroi opposée à celle qu'il avait perforée. Il est probable que l'état de plénitude de l'organe y fut pour quelque chose : le jeune étudiant opéré par M. Forgue venait de manger lorsqu'il reçut, une demi-heure après, une balle de 7 millim. dans le ventre. Le projectile s'englua dans le bol alimentaire, qui épuisa sa force vive déjà fortement réduite par la traversée des vêtements et du plastron empesé.

Donc, les conditions qui permettent d'expliquer la contusion de l'estomac par un projectile d'arme à feu sont : 1° la nature de l'arme et de la balle (revolvers civils avec balles en plomb); 2° le tir à bout portant ou à courte distance ; 3° la résistance opposée à la balle par les vêtements, la paroi abdominale et le bol alimentaire. Ajoutons que, l'estomac étant extrêmement souple et mobile, sa paroi peut fuir sous la balle morte, et ainsi échapper à la perforation.

2° Les deux variétés de contusion

Un projectile peut contusionner l'estomac de dehors en dedans, de la séreuse vers la muqueuse, sans avoir pénétré dans sa cavité ; ou, au contraire, de la muqueuse vers la séreuse, après avoir perforé une de ses parois.

A. Contusions de dehors en dedans

Cette variété est rare et ne s'explique que par la pénétration dans le ventre d'une balle animée d'une force peu considérable. MM. Forgue et Jeanbrau n'en ont trouvé qu'un exemple. C'est celui rapporté par M. Aimé Guinard dans son article « Plaies de l'abdomen » du *Traité de Chirurgie* de Le Dentu et Pierre Delbet : « Dans le service de Peyrot, à l'hôpital Lariboisière, dit A. Guinard, j'ai laparotomisé un malade qui avait reçu un coup de revolver dans la région épigastrique ; bien qu'il ne présentât aucun symptôme abdominal, je décidai l'intervention sur la constatation d'une hématémèse très abondante de sang rutilant. Toutes mes recherches d'une plaie de l'estomac restèrent infructueuses, et, le malade ayant succombé, l'autopsie démontra que la balle était libre dans la cavité péritonéale et n'avait perforé aucun viscère. Mais, en ouvrant l'estomac, on trouva près du pylore une plaie de la muqueuse, des dimensions d'une pièce d'un franc, au niveau de laquelle s'était faite l'hémorragie. C'est le seul exemple que je connaisse d'une plaie de la tunique interne de l'estomac sans perforation, c'est-à-dire par *contusion simple*. »

On voit donc qu'une balle peut produire une contusion de l'estomac, de dehors en dedans, et que la zone de contusion

ainsi produite peut se digérer et amorcer une hémorragie
mortelle !

B. Contusions de dedans en dehors

Mais la contusion peut se produire de dedans en dehors,
de la muqueuse vers la séreuse, lorsque le projectile pénètre
dans l'estomac et vient frapper la paroi opposée sans la traverser. Il en résulte une zone de contusion, ou, plus exactement, une plaie contuse, car la muqueuse se laisse assez
aisément écraser. Elle a les dimensions de la balle et porte
sur toute l'épaisseur de la paroi stomacale ou seulement sur
la muqueuse et la sous-muqueuse. Il en était ainsi dans le
cas de M. Forgue, chez un des blessés d'Auvray, et dans
l'observation nécropsique d'Aldibert.

Observation de M. le professeur Forgue
Communiquée au Congrès de Chirurgie de 1902

X..., âgé de vingt ans, reçoit, quelques instants après
avoir déjeuné, un coup de revolver de 7 millimètres dans le
ventre, à bout portant. Transporté immédiatement dans son
service, M. Forgue le voit une demi-heure après l'accident ;
le pouls est à 100 ; douleur vive à l'épigastre, ventre en
bois. Le blessé a un vomissement alimentaire avant d'être
placé sur la table d'opération. L'orifice d'entrée de la balle
est sur le bord externe du muscle grand droit gauche, à trois
travers de doigt au-dessous du rebord costal. Pas de plaie
de sortie.

Laparotomie environ une heure après la blessure. Anes-
thésie à l'éther. Incision latérale dont le milieu correspond
à l'entrée du projectile. La balle a suivi un trajet oblique de

bas en haut et de gauche à droite et on perd sa trace à plusieurs reprises.

Le péritoine incisé, l'estomac distendu se présente dans la plaie. En attirant la paroi antérieure de l'estomac, on aperçoit un orifice arrondi à un travers de main au-dessous du cardia et à égale distance des deux courbures. Pas de prolapsus de la muqueuse, pas de matières dans le péritoine. Suture à la soie par deux plans.

Le projectile ayant été tiré à bout portant, il est logique de penser que l'estomac a été traversé de part en part.

On ouvre donc d'un coup de ciseaux l'épiploon gastro-colique entre deux vaisseaux, et on attire, par la brèche, la paroi postérieure de l'estomac ; l'exploration ne permet pas de découvrir de perforation, ni d'ecchymose. Dans la crainte que la balle n'ait suivi un trajet très oblique et n'ait perforé la paroi postérieure plus haut que la paroi antérieure, M. Forgue explore avec la main, introduite dans la chambre rétro-stomacale, toute la région inaccessible à la vue ; il ne découvre aucune lésion.

Comme les manipulations de l'estomac déterminent des arrêts respiratoires inquiétants, on n'insiste pas.

Convaincu que le projectile est resté dans l'estomac, M. Forgue ferme le ventre sans drainage, après avoir suturé la brèche faite à l'épiploon gastro-colique.

Suites opératoires bonnes. Diète absolue. Injection de 1 demi-centimètre cube de morphine toutes les trois heures. Lavement de sérum pour calmer la soif. Pendant deux jours, état stationnaire. On donne au blessé, tourmenté par la soif, de petits fragments de glace et on continue les injections de morphine. Le troisième jour, après une régurgitation de liquide noirâtre et sans avoir eu d'hématémèse, le blessé présente tout à coup des symptômes d'hémorragie interne et succombe en pleine connaissance.

L'autopsie, faite quelques heures après la mort, permet de reconnaître que le péritoine était sain; pas de fausses membranes, pas de liquide, pas de dépoli des viscères. Les sutures de la plaie gastrique avaient parfaitement tenu et étaient à peine visibles; l'estomac contenait environ un litre de sang non coagulé et les premières anses grêles en étaient remplies. Par le palper, on sentait dans l'estomac la balle non déformée; on voyait sur la paroi postérieure, en un point un peu plus élevé que l'orifice d'entrée, une vaste ecchymose sous-séreuse de près de 5 centimètres carrés d'étendue. L'ouverture de l'estomac nous donna l'explication de cette ecchymose. Son centre était occupé par un véritable ulcère, dû à la chute d'une escarre des dimensions d'une pièce de 1 franc. Le fond de l'ulcère atteignait presque le péritoine stomacal.

Il s'agit donc, en résumé, d'un coup de feu de l'abdomen avec chute du projectile dans sa cavité. La balle, tirée à bout portant, avait épuisé presque toute sa force de pénétration en perforant les vêtements, la paroi antérieure de l'abdomen et de l'estomac; elle s'était engluée dans le bol alimentaire et elle avait contusionné la paroi gastrique postérieure sans pouvoir la perforer.

La zone contuse qui, à l'intervention, ne pouvait être reconnue, parce que, une heure après l'accident, il ne s'était pas encore fait d'ecchymose sous-séreuse, avait été digérée par le suc gastrique. Il en est résulté un ulcère traumatique qui, le troisième jour, a tué notre blessé par hémorragie.

OBSERVATION DE M. AUVRAY

Coup de feu de l'aire de TRAUBE. — Perforation de la paroi antérieure de l'estomac et contusion de la paroi postérieure.

(XIIIe Congrès de Chirurgie, 1889, p. 342).

A..., âgé de 31 ans, infirmier, à Bicêtre, s'est tiré, le 21 juillet 1899, à midi, un coup de revolver dans la région du cœur. Examiné quelques instants plus tard, il était anxieux, les battements du cœur étaient affaiblis, il n'existait pas de signes d'hémorragie. A partir de 3 h. 1/2 et jusqu'à 9 h. 1/2, au moment où il fut opéré, il présenta trois hématémèses abondantes, la première estimée à un litre et demi de sang rouge mélangé de caillots noirâtres. Appelé auprès du blessé par l'interne de garde, je constate tous les symptômes d'une grande hémorragie, pouls rapide, petit, intermittent, le visage pâle, couvert de sueur; l'état est très alarmant, et, diagnostiquant, d'après les détails qui me sont fournis, une blessure de l'estomac, source de l'hémorragie, je propose la laparotomie immédiate.

Laparotomie médiane sus-ombilicale, 9 h. 1/2 après. — J'incise rapidement les divers plans de la paroi et je me porte immédiatement vers l'estomac. Du sang épanché dans la cavité abdominale s'est écoulé au dehors au moment de l'ouverture du péritoine; mais on ne trouve pas dans le ventre de substances alimentaires. En relevant le foie, je découvre en un point élevé sur la face antérieure, près de la petite courbure, une perforation de forme arrondie, à bords déchiquetés irréguliers, par laquelle s'écoule du sang, j'abaisse l'estomac et le confie à un aide qui le saisit de chaque côté de la perforation. Cette manœuvre est rendue très difficile par la grandeur de la plaie. A l'aide de l'aiguille à sutures intestinales, je passe des fils de part en part de la solution de continuité, qui prennent toute l'épaisseur de la paroi ; j'assure ainsi une fermeture rapide de l'estomac, et par-dessus cette première rangée, je fais une deuxième rangée de sutures superficielles séro-séreuses.

Pour explorer la face postérieure de l'estomac, j'ouvre l'arrière-cavité des épiploons en incisant l'épiploon gastro-colique, et, au travers de cette brèche, j'explore autant que je puis le faire, la face postérieure de l'organe ; mais je ne peux explorer que très difficilement, à cause de la profondeur des parties, la portion de la face postérieure voisine du cardia. J'aperçois cependant en un point très élevé une zone ecchymotique, à laquelle aboutit un vaisseau qui semble gorgé de sang, mais je ne vois pas de perforation à proprement parler.

Pensant alors qu'il pourrait exister sur la face profonde de la paroi postérieure une lésion incomplète n'intéressant que la muqueuse et qui, cependant, pourrait saigner, j'hésite à faire la gastrotomie et à pratiquer l'exploration de la cavité stomacale ; j'abandonne cette idée et me contente de lier le vaisseau gorgé de sang qui aboutit à la surface ecchymosée et de passer dans l'épaisseur de la paroi, au niveau de l'ecchymose deux fils de soie, comme si j'avais à oblitérer une perforation. Je ferme l'arrière-cavité des épiploons par la suture de l'épiploon gastro-colique et je suture la paroi abdominale en un seul temps. L'opération a duré 1 heure 10. Le blessé *succombe* trois quarts d'heure après l'opération. Entre le moment de l'opération et la mort, il n'y a pas eu de vomissements, le décès s'est produit par syncope, comme à la suite de toute hémorragie abondante.

Autopsie. — En rabattant en bas le plastron costal sans inciser le diaphragme, on voit que la côte touchée par la balle est la sixième, elle n'est qu'effleurée ; la balle a pénétré dans le cinquième espace; elle a traversé la plèvre, a pénétré horizontalement dans le diaphragme, a pénétré dans son épaisseur pendant un trajet de 7 centimètres en dédoublant le diaphragme et est venue sortir sur la face inférieure.

La balle a traversé l'extrémité gauche du foie à 1 centimètre à peine de son bord et a perforé la paroi antérieure de l'estomac.

Cette perforation était hermétiquement fermée par la suture. Sur la paroi postérieure de l'estomac, on voit une érosion déterminée par la balle, n'entamant que la muqueuse et longue de cinq à six centimètres. Cette érosion ne paraît pas avoir été prise en entier dans les sutures qui ont été faites sur la paroi postérieure. Cette paroi a une teinte ecchymotique très nette.

Il n'y a pas d'épanchement intra-péricardique, mais le trajet de la balle est exactement situé dans le diaphragme, au niveau du point où celui-ci adhère avec le péricarde; il y a une légère teinte ecchymotique du péricarde à ce niveau; de plus, la pointe du cœur est très nettement contusionnée; il paraît y avoir une plaie, et cependant, je le répète, il n'y a aucun orifice dans le péricarde. En enlevant l'estomac, la balle s'est échappée par l'œsophage sectionné. L'interne qui a pratiqué l'autopsie ajoute : « Tout était lié et bien lié, rien n'avait pu continuer à saigner après l'intervention. Une gastrotomie n'était donc pas nécessaire. Il y avait peu de sang dans l'estomac, et ce qui restait y était probablement avant l'opération. Je pense donc, d'après l'autopsie, que le malade est mort de l'hémorragie qui a eu lieu avant l'opération. »

Cette variété de contusions dont les observations de MM. Forgue, Jeanbrau et Auvray démontrent l'existence, avec chute de la balle dans l'estomac, présente diverses particularités utiles à connaître. Tout d'abord, lorsque la laparotomie est faite presque immédiatement après la blessure, — une heure ou deux, — l'examen de l'estomac par sa face extérieure ne permet pas de la soupçonner; il n'existe aucune trace de lésion, et pas encore d'ecchymose. Cette dernière apparaît seulement plusieurs heures après. C'est ainsi que chez son blessé opéré à Bicêtre, neuf heures après l'accident, Auvray, après avoir suturé une perforation antérieure, aperçoit, en explorant la paroi gastrique postérieure, « une zone ecchymotique, à laquelle aboutit un vaisseau gorgé de sang». Le blessé succomba trois quarts d'heure après l'opération dans une syncope, du fait de l'abondante hémorragie qui s'était produite avant la laparotomie. A l'autopsie, on trouva, « sur la paroi postérieure de l'estomac, une érosion déterminée par la balle, n'entamant que la muqueuse et longue de 5 à 6 centimètres... Cette érosion a une teinte ecchymotique très nette ». « Il ne faut donc pas, disent MM. Forgue et Jeanbrau dans leur mémoire, dans une laparotomie précoce, quand on ne découvre pas de plaie postérieure ni d'ecchymose, en conclure que la balle est restée dans l'estomac sans avoir produit d'autre lésion que l'orifice d'entrée. Non seulement cette contusion peut déterminer une hémorragie abondante dans les heures qui suivent l'accident, mais encore, et c'est le second point sur lequel nous devons insister en nous appuyant sur notre cas personnel, le foyer contus peut devenir l'origine d'un *ulcère traumatique.*

» On sait depuis longtemps qu'un coup ou une pression brusque sur l'épigastre peuvent produire, au niveau de l'estomac, non seulement des ruptures mais encore des érosions muqueuses; ces érosions, lésions insignifiantes en apparence, servent quelquefois d'amorce à des ulcères dits *ulcères traumatiques,* qui peuvent tuer par hémorragie, ou par perforation. Pinatel et Dumény viennent d'en réunir dans leur thèse récente des exemples vérifiés à l'autopsie. La plaie

contuse produite par une balle épuisant sa force de pénétration sur l'estomac, peut faire de même; cette petite zone de
muqueuse broyée se nécrosera et sera digérée par le suc
gastrique. Au moment de la chute de l'escarre, quelques
jours après, des hémorragies formidables menaceront le
blessé.

» M. Dieulafoy a montré qu'une érosion en coup d'ongle
de la muqueuse gastrique, l'*exulceratio simplex*, pouvait déterminer des hématémèses si abondantes que le malade devenait
exsangue en quelques heures. Il ne s'agit plus ici d'une érosion superficielle, mais d'un véritable ulcère qui peut avoir
deux ou trois centimètres de longueur quand la balle n'a pas
frappé la paroi de champ. Chez notre blessé, la mort survient
le troisième jour, après plusieurs régurgitations sanglantes.
A l'autopsie, nous trouvâmes l'estomac et l'intestin remplis
de sang et, sur la paroi postérieure, une ecchymose de cinq
centimètres carrés environ; au centre, la muqueuse avait
disparu, et la paroi était fortement amincie. Un fragment
fut prélevé au niveau de cette zone pour l'examen histolo-
gique. Sur des coupes colorées à l'hématoxyline-éosine, on
voit, comme le montre le dessin que MM. Forgue et Jean-
breau ont bien voulu nous permettre de reproduire, que la
muqueuse et la sous-muqueuse ont complètement disparu,
ainsi qu'une partie de la tunique musculeuse; aux confins
de cet ulcère traumatique, on constate que la *muscularis
mucosæ* est rompue et recroquevillée, et que les artères
et les veines, dont les parois sont envahies par des leuco-
cytes, présentent des lésions d'endo-périartérite et d'endo-
périphlébite. Il s'agit, en somme, dit M. le professeur Bosc,
de lésions analogues à celles de l'ulcère de l'estomac au
début.

» On voit donc que la contusion, soit de dedans en dehors,
soit de dehors en dedans, est aussi grave qu'une perforation;

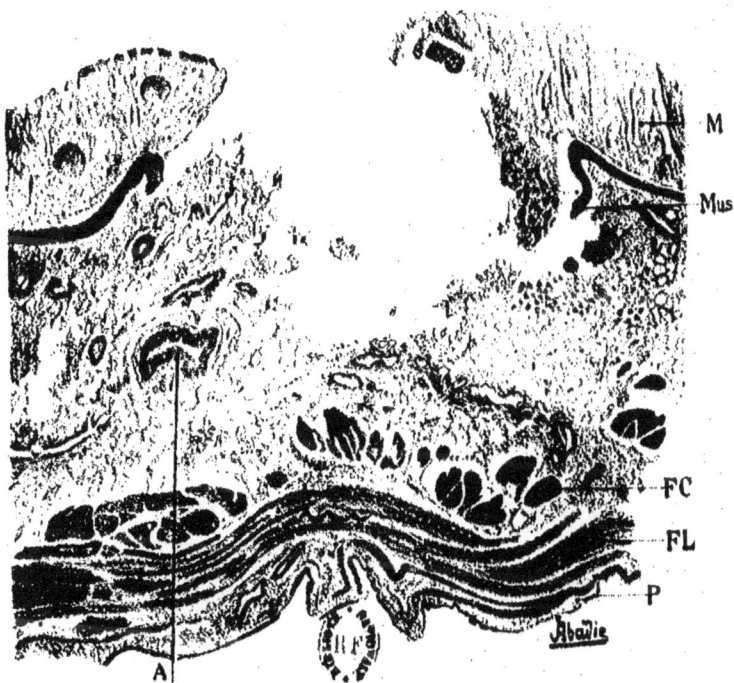

Fig. 1 — Coupe de l'estomac du blessé de MM. Forgue et Jeanbrau aux confins de l'ulcère traumatique qui a entraîné la mort. — On voit la muqueuse, *la muscularis mucosæ* et la sous-muqueuse nécrosées. Le processus de destruction s'étendait presque jusqu'au péritoine au centre de l'ulcère. — *M*, muqueuse ; *Mus, muscularis mucosæ* rompue et recroquevillée ; *FC* et *FL*, fibres musculaires circulaires et longitudinales ; *P*, péritoine ; *A*, artère atteinte d'endo-périartérite.

dans le cas de Guinard et d'Auvray, la mort fut la consé-
quence de l'hémorragie, malgré une laparotomie assez précoce. Dans notre cas, le foyer de contusion, digéré par le
suc gastrique, se transforma en ulcère et tua le blessé le
troisième jour par hémorragie. »

CHAPITRE III

TRAITEMENT

La gravité des *éraflures* et des *contusions* de l'estomac par armes à feu, dont les observations de Aimé Guinard, Forgue et Jeanbrau, Auvray, sont des exemples instructifs, montre non seulement que la laparotomie est indiquée dans tous les cas, mais encore que le ventre ne doit être refermé qu'après suture et enfouissement des plus minimes lésions.

Avec l'autorisation de MM. Forgue et Jeanbrau, qui ont bien voulu nous prêter les clichés de leurs figures, nous allons résumer leur description de l'intervention opératoire en cas de plaies de l'estomac par arme à feu.

L'opération comprend les temps suivants :

1° Laparotomie médiane sus-ombilicale; 2° exploration de la face antérieure de l'estomac, du foie, de l'intestin qui est au voisinage, de la rate, et de la partie accessible du diaphragme; 3° exploration de la face postérieure de l'estomac; 4° suture des perforations et des plaies viscérales coexistantes; 5° toilette du péritoine, drainage et suture de la paroi abdominale.

a) *Laparotomie médiane sus-ombilicale.*

b) *Exploration de la face antérieure de l'estomac et des organes voisins.* — Dès l'incision du péritoine, il s'écoule du

sang et même quelquefois des matières alimentaires; il faut
voir avant de toucher, pour éviter de disséminer l'infection
et arrêter l'hémorragie le plus tôt possible. Pour cela, on
éponge avec des compresses stériles sèches, ou imbibées de
sérum et exprimées ensuite; on place des écarteurs pour
exposer à la vue la région où a pénétré le projectile. De
grandes valves vaginales sont très utiles pour soulever le
foie, que la main gauche, paume en l'air, peut momentané-
ment relever.

On examine alors la face antérieure de l'estomac : quand
la perforation est petite, il est rare qu'on n'entende pas le
sifflement des gaz qui s'en échappent lorsqu'on attire l'organe
dans la plaie; on pince alors les lèvres de la perforation, que
l'on aveugle provisoirement avec un clamp ; si du sang continue à inonder le champ opératoire, on cherche, en épon-
geant, à voir d'où il vient. L'hémorragie peut avoir son
origine dans l'épiploon, un vaisseau du cercle artériel péri-
gastrique, le foie ou la rate. Si on ne trouve qu'une plaie de
l'estomac, on doit se souvenir que, dans près des deux tiers
des cas, le projectile a produit plusieurs lésions viscérales.
Il ne faut donc jamais fermer le ventre avant d'avoir *vu* tous
les organes qui avoisinent le trajet de la balle indiqué par la
lésion déjà reconnue. Nombre d'observations prouvent la
nécessité de cette exploration, qui n'allonge pas sensiblement
la durée de l'intervention ; les faits rapportés par Peyrot et
Hartmann et cités à propos des éraflures en sont des exemples. De même, l'autopsie montra à Bertram une blessure
de la rate et du rein gauche, à Zimmer une plaie de la rate,
à Briddon quatre perforations de l'intestin grêle, à Poncet une
plaie du foie, à Gabzewicz une perforation du côlon transverse, qui leur avaient échappé au cours de la laparotomie.

On pensera toujours à la possibilité d'un trajet oblique,
lorsqu'en regard de la plaie d'entrée du projectile sur la

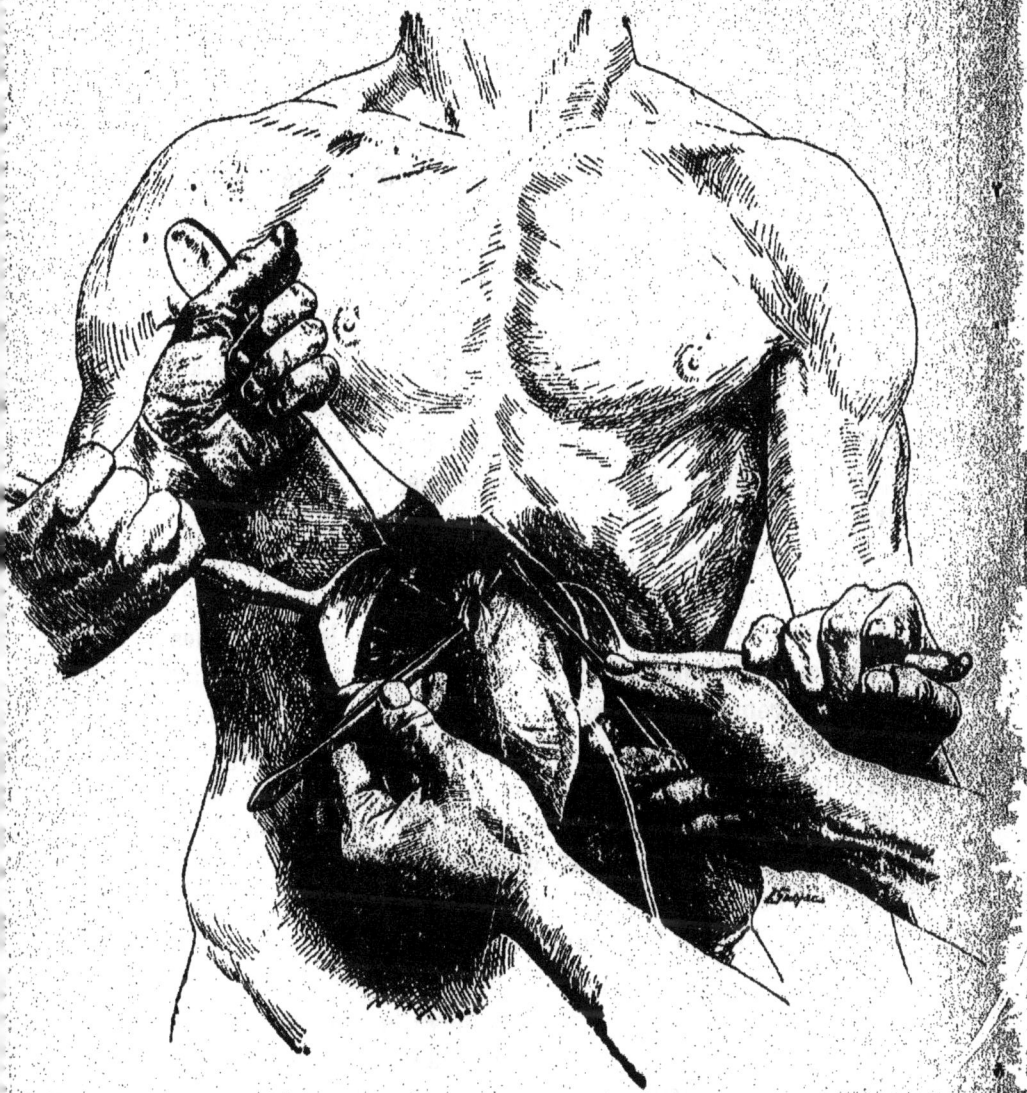

Fig. 2. — Laparotomie médiane sus-ombilicale. Suture d'une perforation gastrique haute. (L'estomac distendu n'a pas été réduit pour la clarté du dessin.) — Dans ce dessin et les suivants, les compresses ne sont pas figurées. (Due à l'obligeance de MM. Forgue et Jeanbrau.)

paroi abdominale, les viscères sont intacts. Une balle pénétrant à l'ombilic peut blesser le cardia, ou la grosse tubérosité. Mélis a publié récemment un cas où, à la laparotomie, il ne trouva rien. Il n'insista pas, ayant trouvé dans les muscles de la paroi, près de l'ombilic, des fragments du projectile — une ballette de cartouche à blanc — qui avait éclaté. Le blessé succomba le lendemain : on découvrit à l'autopsie une perforation d'un centimètre de diamètre sur le bord inférieur de la grande courbure. La lésion stomacale surprit d'autant plus, dit Mélis, « qu'elle siégeait à un travers de main au-dessus de la porte d'entrée du projectile et que, sur la route suivie par ses fragments, il n'existait aucune trace de leur passage ».

Les hémorragies internes reçoivent parfois un coup de fouet dès que le péritoine est ouvert; le sang qui vient de la profondeur masque le champ opératoire, et les recherches pour faire l'hémostase directe et les sutures viscérales sont particulièrement difficiles. On utilisera avec réel avantage la position élevée du tronc, dont M. le professeur Forgue a eu l'idée en 1897 et qu'il a plusieurs fois mise en œuvre dans des interventions sur l'hypocondre droit, et que Ruehl[1] a proposée en février 1902. C'est l'attitude contraire à la position de Trendelenburg. Elle consiste à élever le tronc à 45° au-dessus du plan horizontal, le bassin étant la partie la plus déclive. Ruehl a pu, en plaçant sa malade dans la position proclive, mener à bien une opération sur la vésicule biliaire, au cours de laquelle se produisit une hémorragie abondante par lésion d'une branche de la veine porte. MM. Forgue et Jeanbrau ont vérifié sur le cadavre combien le redressement du tronc facilite l'exploration de la partie

[1] W. Ruehl; la position abaissée du ventre pour les opérations à la partie supérieure de la cavité abdominale, *Münchener med. Woch.*, 4 février 1902.

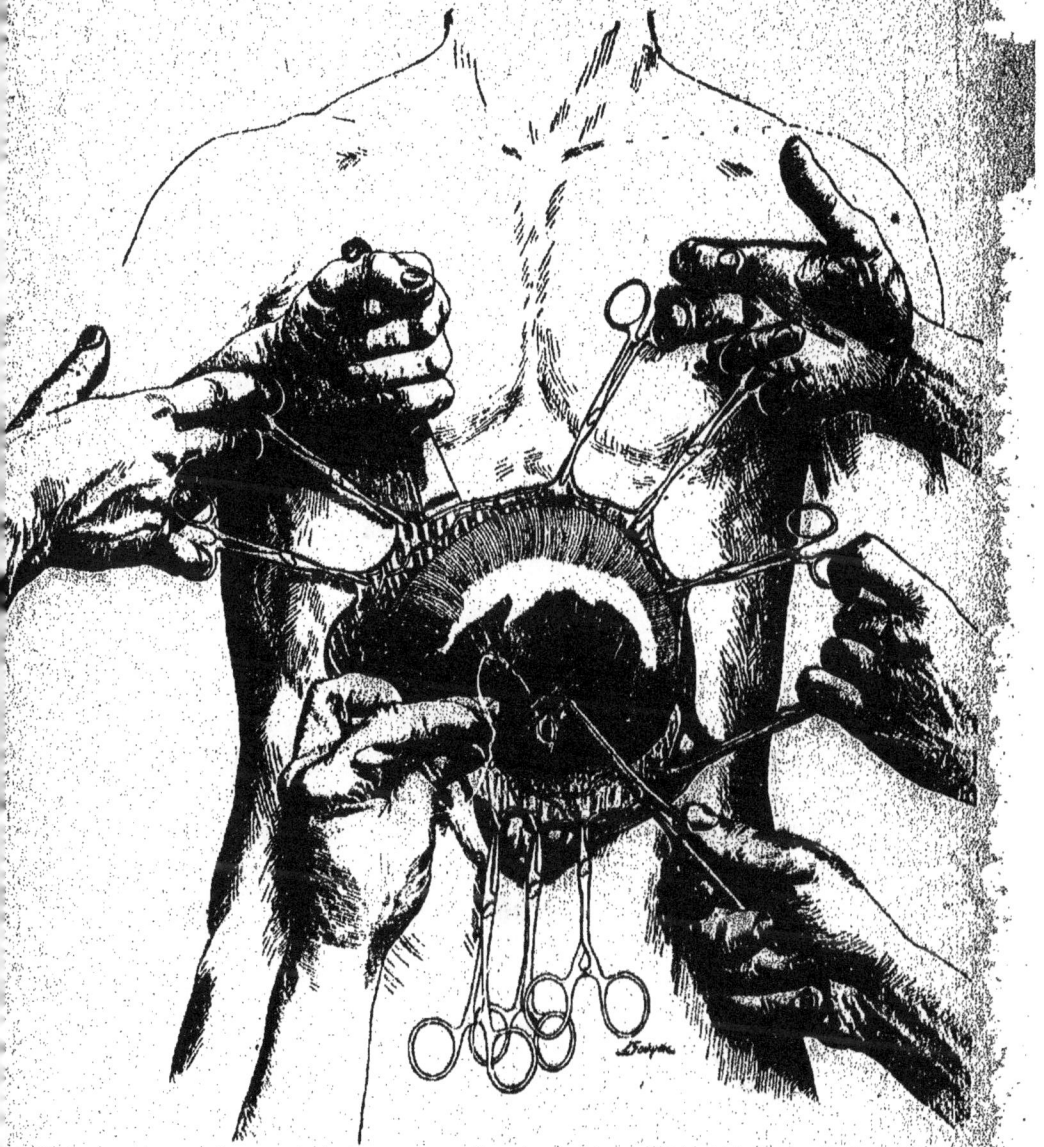

Fig. 3. — Découverte et suture de la perforation postérieure. Après déchirure de l'épiploon gastro-colique, on fait basculer l'estomac de bas en haut pour découvrir la perforation et la suturer. Les deux lèvres de section de l'épiploon sont repérées avec des pinces qui font l'hémostase. Une perforation, même très élevée, est ainsi aisément suturée. (Mémoire de MM. Forgue et Jeanbrau.)

supérieure de l'abdomen. Les viscères s'abaissent par leur
propre poids, et le cardia— région très difficile à explo r
dans une laparotomie médiane sus-ombilicale — peut bien
plus aisément être suturé.

Supposons la perforation de l'estomac découverte : faut-
il la suturer immédiatement ou la fermer provisoirement
avec une pince, comme le fit Kukula, pour chercher la plaie
postérieure? Nous croyons préférable de faire la suture dès
qu'on a trouvé la plaie; d'abord pour éviter de mâcher les
bords de la perforation et diminuer ainsi leur vitalité,
ensuite, parce que, dans la recherche de l'orifice de sortie,
la pince peut lâcher et des matières stomacales s'écouler
dans le péritoine. De même, on suturera les plaies des
viscères voisins avant d'explorer l'arrière-cavité des
épiploons.

c) *Exploration de la face postérieure de l'estomac ; large
ouverture de la chambre rétro-stomacale par incision transversale de l'épiploon gastro-colique.* — Sauf dans le cas excep-
tionnel où le projectile a pris l'estomac en écharpe et où
les deux orifices d'entrée et de sortie se voient sur la face
antérieure, il faut considérer l'estomac comme perforé de
part en part, et chercher la plaie postérieure. Pour cela,
on déchire avec une pince l'épiploon gastro-colique et, à
travers la brèche, on attire la paroi stomacale. Si la perforation siège dans les deux tiers inférieurs de l'estomac, on
la trouve assez facilement; on peut même la suturer sans
trop de difficulté. Mais si la plaie se trouve plus haut, il
n'en est plus de même, surtout si l'estomac est distendu et
rempli d'aliments, comme chez le blessé de M. le professeur
Forgue.

Même en relevant fortement l'estomac et en attirant le
plus possible de sa paroi postérieure à travers la boutonnière

épiploïque, on ne peut *voir* la grosse tubérosité et le cardia
que fragment par fragment. Presque tous les chirurgiens
qui ont eu l'occasion de faire cette exploration en ont noté
les difficultés; et c'est à ce moment, pour se donner plus
de jour, que plusieurs d'entre eux ont fait à la paroi abdominale une seconde incision, branchée sur l'incision verticale.

Dans le cas de M. le professeur Forgue, il fut impossible
de découvrir la moindre lésion; persuadé que, tirée à bout
portant, la balle avait traversé l'estomac de part en part,
M. Forgue ne voulut pas refermer le ventre sans avoir la cer-
titude qu'il n'existait pas de plaie de sortie. Or, l'estomac
rempli d'aliments se laissait attirer difficilement à travers la
brèche épiploïque; et chaque traction déterminait des efforts
de vomissement et des arrêts respiratoires inquiétants, qui
rendaient plus difficile encore l'exploration. Aussi, en pareil
cas, au lieu de faire une simple fente à l'épiploon gastro-côlique, il paraît préférable d'ouvrir largement la chambre rétro-
stomacale en incisant transversalement presque tout l'épiploon gastro-côlique. Des pinces sur les vaisseaux des deux
lèvres de l'épiploon serviront de repères pour fermer ensuite
la brèche à l'aide d'un surjet.

MM. Forgue et Jeanbrau ont étudié sur le cadavre cette
voie d'accès sur la paroi postérieure de l'estomac : elle donne
un jour suffisant pour inspecter la face postérieure presque
jusqu'au point de réflexion du péritoine de l'estomac sur le
pancréas. Même si l'estomac est distendu, il est relativement
facile de suturer avec une aiguille de Chaput et une pince
à disséquer ordinaire une perforation très élevée; le dessin
de MM. Forgue et Jeanbrau (*fig. 2*), fait d'après une photo-
graphie, le montre nettement.

Cette large incision transversale, qui va du pylore à l'angle
côlique gauche, a donc plusieurs avantages : elle permet

d'explorer rapidement toute la paroi postérieure de l'estomac, d'apercevoir la plus minime lésion, de la suturer avec aisance et précision. Elle permet de plus une toilette soigneuse de la région, lorsqu'il s'est fait une hémorragie ou que des matières stomacales y sont tombées.

A-t-elle des inconvénients et peut-il en résulter la gangrène ischémique du tablier épiploïque ou de la paroi gastrique au niveau de la grande courbure ? Il suffit d'inciser à deux centimètres de l'estomac pour être sûr de ne pas sectionner les artères gastro-épiploïques droite et gauche, qui longent l'insertion du grand épiploon sur l'estomac, entre ses deux feuillets. On n'a donc pas à craindre de compromettre la nutrition de l'estomac au niveau de sa grande courbure. Quant à la nécrose du tablier épiploïque lui-même par le fait de la section des artères qui descendent des gastro-épiploïques, elle ne paraît pas à craindre; en effet, elle n'a jamais été observée au cours des pylorectomies ni des gastrectomies; de plus, on sait que le tablier épiploïque adhère toujours chez l'adulte au côlon transverse non seulement au niveau de ses angles, mais même sur sa partie moyenne. Grâce à ses connexions vasculaires avec le mésocôlon transverse, sa nutrition est assurée; d'ailleurs, l'incision dont nous indiquons l'utilité ne s'étendra pas nécessairement sur toute la largeur du grand épiploon.

Un danger à craindre viendrait de l'étranglement possible de l'intestin à travers la brèche ainsi ouverte; mais en repérant les deux lèvres de l'incision avec des pinces qui font en même temps l'hémostase, il est facile de reconstituer la continuité de l'épiploon à l'aide d'un surjet au catgut ou à la soie.

d) *Suture des lésions gastriques.* — Presque tous les auteurs ont fait une suture à deux plans, à points séparés, à la Lembert.

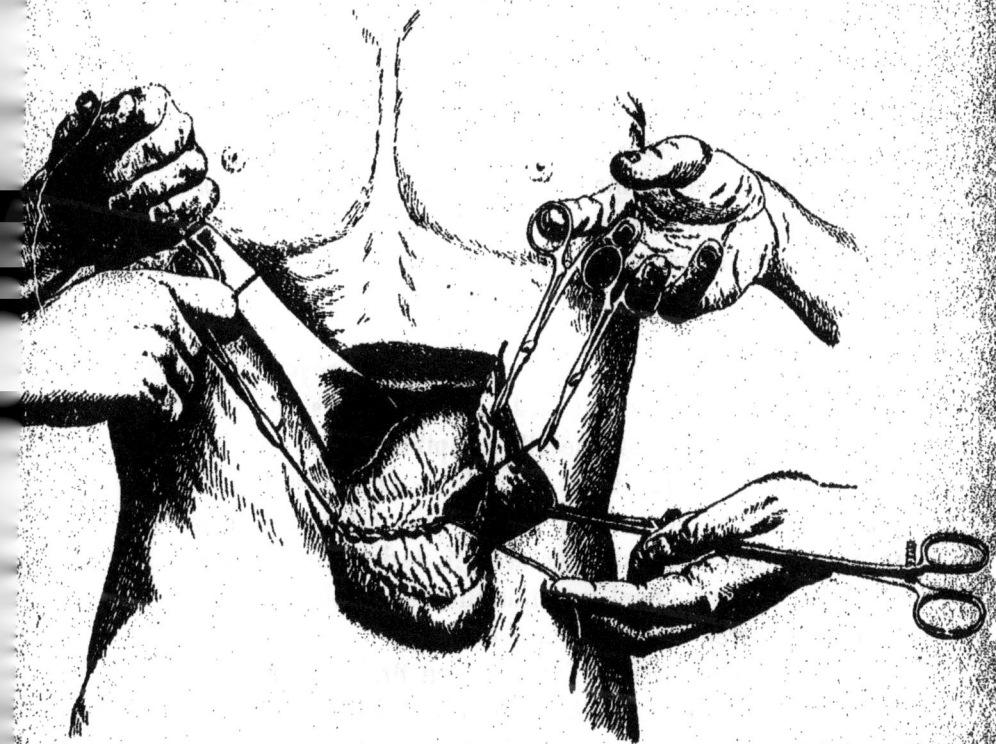

Fig. 4. — La perforation gastrique postérieure a été suturée. On a réduit l'estomac. Surjet au catgut pour rétablir la continuité de l'épiploon gastro-colique. A gauche, un fil a été noué qui sert de tracteur. (Mémoire de MM. Forgue et Jeanbrau.)

Deux plans de suture sont-ils suffisants ? Dans tous les cas que MM. Forgue et Jeanbrau ont colligés, les lésions ont été parfaitement oblitérées et ont résisté aux efforts de vomissement ; les autopsies des blessés qui ont succombé à l'infection ou aux hémorragies ont permis de le constater. Il n'y a donc pas lieu de craindre que le suc gastrique digère les sutures. On note cependant, dans l'observation du président Mac Kinley, « la nécrose de la paroi gastrique autour des plaies ». Mais il faut tenir compte de la digestion *post mortem*, et de l'infection des tissus par le projectile, qui avait entraîné un fragment de chemise dans la paroi abdominale.

e) *Suture de l'épiploon gastro-côlique. Drainage. Suture de la paroi.* — MM. Forgue et Jeanbrau ont insisté sur la nécessité de fermer la brèche faite à l'épiploon gastro-côlique à l'aide d'un surjet de catgut ou de soie. Les pinces qui auront repéré les lèvres de l'incision et fait l'hémostase provisoire seront remplacées par des ligatures, et, de droite à gauche, on rétablira soigneusement la continuité de l'épiploon à l'aide d'un surjet arrêté tous les 4 ou 5 points.

Faut-il drainer systématiquement ou drainer seulement, comme le conseille Schroetter, quand il y a issue des matières stomacales dans le ventre ? MM. Forgue et Jeanbrau sont partisans, dans les plaies de l'abdomen, du drainage systématique ; on doit considérer qu'un projectile pénétrant dans le ventre s'est certainement souillé en traversant les vêtements et la peau et que les germes dont il est porteur suffisent, en l'absence de toute perforation viscérale, pour infecter le péritoine.

On drainera systématiquement, avec un gros tube de caoutchouc enfoncé profondément au voisinage de la plaie suturée. Il est utile de l'envelopper de gaze stérile quand il persiste un suintement sanguin. Sinon le drain nu, fixé à la peau et coupé ras, est préférable.

Tout le monde est d'accord sur la toilette du péritoine. On fait de l'asepsie sèche et on a renoncé aux lavages qui disséminent l'infection. Toutefois, en cas d'épanchement de matières stercorales, ou alimentaires on pourra avec avantage essuyer les viscères avec des compresses stériles imbibées d'eau bouillie salée et chaude. En cas de péritonite généralisée au moment de l'intervention, contre-ouverture dans les fosses iliaques et drainage multiple.

On termine par la suture de la paroi à trois étages : surjet au catgut sur le péritoine, second surjet de gros catgut sur les droits et leur aponévrose, crins ou agrafes métalliques pour la peau. Au cas où le temps presse, on peut suturer en un plan, au fil métallique.

CAS PARTICULIERS

Telles sont les règles générales de l'intervention dans un coup de feu du ventre avec lésion gastrique. Diverses éventualités peuvent la compliquer et créer au chirurgien des hésitations dans la décision à prendre et des difficultés dans la technique à suivre. Nous allons discuter comment on doit se comporter dans les trois circonstances suivantes :

1° Lorsque, après exploration des deux parois stomacales, on ne trouve qu'une seule perforation ;

2° Quand l'exploration de la face postérieure de l'estomac est rendue impossible par des adhérences gastro-pancréatiques ;

3° Dans les plaies thoraco-abdominales.

a) *A l'exploration des deux parois stomacales, on ne trouve qu'une seule perforation*. — Si la balle a produit une seule perforation circulaire (et non une éraflure ou un séton), il n'y a que deux hypothèses vraisemblables : *a*) la balle est sortie par l'œsophage (Pflhl, observation nécropsique), par le duodénum, comme dans le cas, d'ailleurs unique, de Bernays, ou a traversé la portion extra-péritonéale du cardia que le péritoine abandonne dans sa partie supérieure pour se réfléchir sur le pilier gauche du diaphragme ; *b*) ou bien, et c'est l'éventualité habituelle, le projectile est tombé dans l'estomac.

Sauf le cas où la balle est sortie en perforant le duodénum, ce que l'exploration permet de découvrir aisément, ou par l'œsophage, fait dont on ne connaît qu'un exemple, celui de Pflhl, le pronostic est *à priori* moins grave. Mais, malgré que l'on ait signalé de nombreux cas où la balle a été expulsée spontanément par les selles après des hématémèses peu inquiétantes, un danger menace le blessé : c'est l'hémorragie. Celle-ci peut être précoce, ou tardive, si le projectile a contusionné un point de la paroi opposée et que le foyer contus se transforme, comme nous l'avons observé, en ulcère traumatique. Or, cet ulcère traumatique peut tuer en quelques heures le blessé.

Que faire en pareille circonstance ? Faut-il, si l'on ne trouve que l'orifice d'entrée, le suturer et refermer le ventre, en justifiant sa conduite par des hypothèses rassurantes comme celles-ci : le blessé n'aurait pas supporté une intervention plus longue ; le projectile a été englué par les aliments et n'a pas atteint la paroi opposée ; la balle sera expulsée sans accidents, etc. MM. Forgue et Jeanbrau ne le pensent pas, et le but de leur mémoire fut précisément de montrer qu'en pareille occurrence, il ne faut pas être optimiste. Il y a indication à ouvrir l'estomac, si l'on ne trouve pas de plaie de sortie, pour examiner la muqueuse et rechercher le foyer de contusion que la balle peut avoir produit. Sans ériger cette exploration intrastomacale en règle générale et en faire un complément nécessaire de l'intervention, on ne devra pas hésiter à la tenter, lorsqu'une ecchymose sous-séreuse trahira une contusion pariétale sans perforation. Malheureusement cette ecchymose ne se forme que quelques heures après l'accident. Lorsqu'on intervient dans les deux premières heures, aucun signe ne permettra de savoir s'il existe une érosion par contre-coup. Et c'est alors que l'hésitation sera permise : si le blessé n'est pas trop affaibli, la gastrotomie exploratrice, opération en somme bénigne, trouve ici une indication.

Cette exploration intrastomacale, dont H. Delagénière a, un des premiers, montré l'utilité, a été bien étudiée par Marion et surtout par Savariaud.

Voici le manuel opératoire tel que Savariaud l'a réglé sur le cadavre. Après avoir vidé l'estomac de son contenu avec un gros trocart aspirateur, comme le conseille M. Terrier, on incline sa paroi antérieure suivant une ligne située à égale distance des deux courbures. Cette incision doit avoir au moins quatre travers de doigt de longueur. On fixe les lèvres de la fente gastrique aux compresses qui isolent l'estomac pour éviter la contamination du péritoine. Par la brèche ainsi ouverte, on aperçoit le centre de la paroi gastrique postérieure. Il faut examiner celle-ci dans toute son étendue ; pour cela, le chirurgien introduit l'extrémité des doigts de la main droite dans l'arrière-cavité des épiploons et fait saillir la paroi postérieure de l'estomac hors de la brèche faite à la paroi antérieure, « en retournant l'estomac comme un bonnet, muqueuse en l'air » Des tampons enlèvent les mucosités sanguinolentes qui enduisent la muqueuse que l'on inspecte dans tous ses recoins. La moindre érosion, la plus petite zone ecchymotique sera immédiatement repérée et suturée sans excision. Rien ne sera plus simple, si l'aide tient solidement le segment de l'estomac au centre duquel on a découvert le foyer de contusion. Comme l'a fait Cazin dans un cas d'*exulceratio simplex* suivi de guérison et rapporté par M. Dieulafoy, on enfouira la zone contuse à l'aide de points transmuqueux au catgut, en adossant la muqueuse saine.

Ainsi le blessé sera à l'abri de l'hémorragie primitive d'abord et de l'ulcère traumatique ensuite.

Savariaud a précisé dans son travail comment on peut explorer le cardia et le pylore.

Ces manœuvres devront se faire rapidement, surtout chez un blessé déjà affaibli par l'hémorragie. Si l'exploration intrastomacale est négative, on se hâtera de refermer l'estomac. Trois plans de suture à la soie sont nécessaires : le premier sur la muqueuse, le second sur la couche musculaire, le troisième séro-séreux. Le drainage sera de rigueur.

b) *L'exploration de la face postérieure de l'estomac est rendue impossible par des adhérences gastro-pancréatiques.* — Éventualité exceptionnelle, mais dont il faut être averti. Chez les blessés qui ont eu un ulcère rond, la face postérieure de l'estomac adhère assez souvent au pancréas. Rémon, dans sa thèse récente, a rappelé les conditions étiologiques de ces adhérences qui fixent l'estomac soit au foie, soit à la paroi abdominale, soit au pancréas. Le siège plus fréquent des ulcères à la paroi gastrique postérieure explique que Brinton et Jasksch aient trouvé ces adhérences 22 fois sur 57 cas, c'est-à-dire 40 fois sur 100.

Ces adhérences ont, au point de vue qui nous occupe, un intérêt particulier : elles empêchent, dans une intervention pour coup de feu de l'estomac, toute exploration de l'arrière-cavité des épiploons. On ne peut arriver à séparer l'estomac du pancréas sans risquer de le déchirer ou de produire des ruptures vasculaires. On s'en apercevra bien vite, lorsque, la main étant introduite par la brèche faite à l'épiploon gastro-côlique, elle s'arrête dans un cul-de-sac à parois calleuses et résistantes. En ce cas, il n'y a pas lieu d'insister.

Mais faudra-t-il tenter d'oblitérer la seconde perforation gastrique en ouvrant l'estomac, après gastrotomie exploratrice, comme dans le cas précédent ? MM. Forgue et Jeanbrau ne le pensent pas sauf si le blessé avait eu avant l'intervention d'abondantes hématémèses ou si son estomac était plein au moment de l'accident. On devrait alors à tout prix, avant de refermer le ventre, s'assurer de l'existence d'une perforation postérieure et la suturer par la muqueuse. Mais en l'absence d'hématémèse abondante et sur un estomac vide, on peut, nous semble-t-il, s'en tenir à l'occlusion de la plaie d'entrée. Les adhérences qui fixent l'estomac au pancréas pourront protéger la cavité péritonéale contre l'infection, surtout si, comme on s'en rendra facilement compte au cours de l'intervention, l'estomac n'était pas distendu par les aliments.

CONCLUSIONS

1. Les projectiles d'armes à feu déterminent sur l'estomac trois sortes de lésions, que l'on doit classer ainsi : des perforations, des éraflures et des contusions. (Forgue et Jeanbrau.)

2. Les *perforations* sont de beaucoup les plus fréquentes. Elles sont très souvent associées à des blessures viscérales (foie, rate, rein, côlon, etc.). Elles peuvent guérir spontanément, mais il n'y faut jamais compter.

3. Les *éraflures* sont des « coups de rabot » de la paroi gastrique par un projectile à trajet tangentiel. La muqueuse n'est pas ouverte ; le contenu stomacal ne s'épanche pas dans le ventre. La guérison spontanée est possible et facile. Mais il est permis de supposer que la corrosion par le suc gastrique peut déterminer une escarre et, par suite, une perforation tardive.

4. Les *contusions* sont rares, et ne sont produites que par des balles mortes. Elles se font de la séreuse vers la muqueuse lorsque le projectile n'a pas la force de perforer l'estomac, ou de la muqueuse vers la séreuse lorsque la balle, ayant pénétré dans la cavité gastrique, vient frapper la paroi opposée à celle qu'elle a perforée et n'a plus assez de force pour traverser à nouveau l'estomac.

5. La contusion gastrique peut être mortelle ; elle amorce la formation d'un ulcère traumatique qui se digère à partir du deuxième jour et peut tuer par hémorragie.

6. Lorsque, dans une laparotomie pour coup de feu de l'estomac, on ne trouve qu'un seul orifice, il faut toujours craindre que le projectile ne soit resté dans l'estomac, après avoir fait une contusion interne.

7. Il ne faut pas hésiter à faire une gastrotomie exploratrice pour enfouir une zone de contusion, comme on suture par enfouissement un ulcère rond.

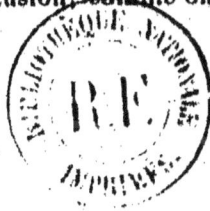

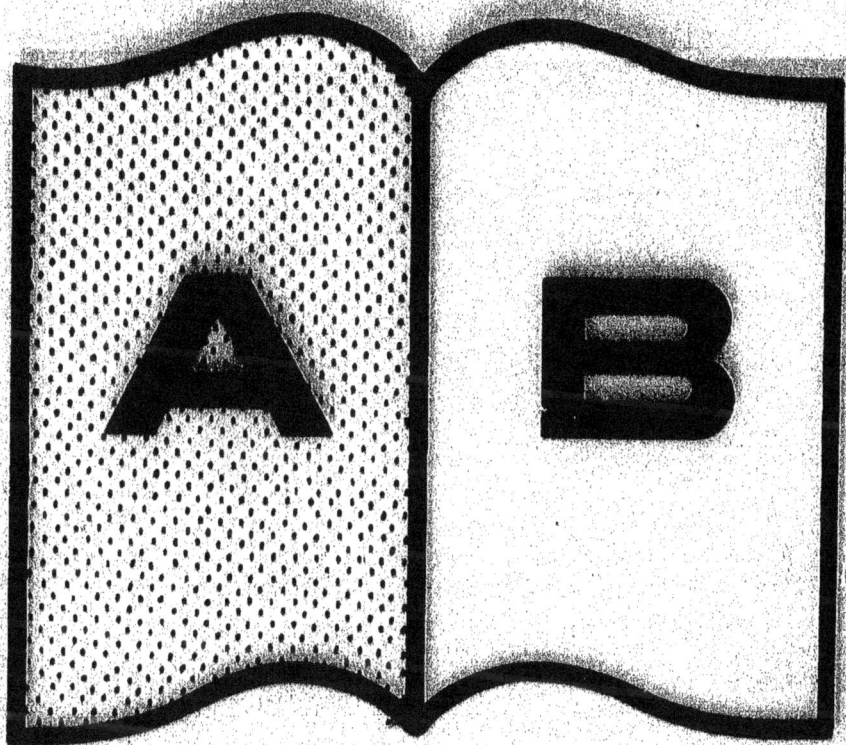

Contraste insuffisant

NF Z 43-120-14

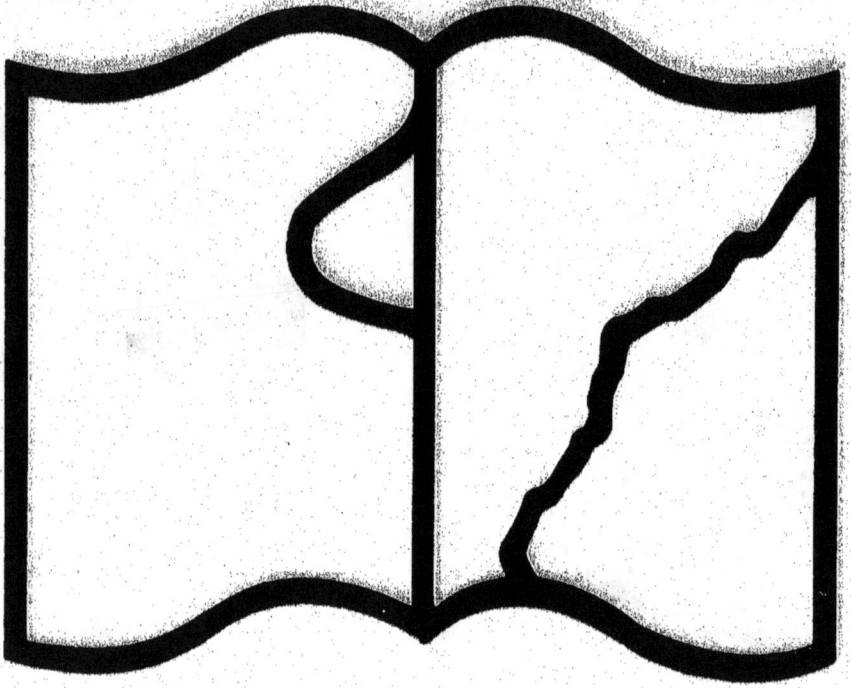

Texte détérioré — reliure défectueuse

NF Z 43-120-11

www.ingramcontent.com/pod-product-compliance
Lightning Source LLC
Chambersburg PA
CBHW050534210326
41520CB00012B/2566